DU

TARTRE DENTAIRE

ET DE

SES CONCRÉTIONS

PAR

LE Dr ALFRED VERGNE

Ancien externe des hôpitaux, ex-élève de l'École pratique.

AVEC UNE PLANCHE GRAVÉE.

PARIS

J.-B. BAILLIÈRE ET FILS

LIBRAIRES DE L'ACADÉMIE IMPÉRIALE DE MÉDECINE

19, RUE HAUTEFEUILLE, 19

1869

DU

TARTRE DENTAIRE

ET DE SES CONCRÉTIONS

DU

TARTRE DENTAIRE

ET DE

SES CONCRÉTIONS

PAR

LE DR ALFRED VERGNE

Ancien externe des hôpitaux, ex-élève de l'École pratique.

PARIS

J.-B. BAILLIÈRE ET FILS

LIBRAIRES DE L'ACADÉMIE IMPÉRIALE DE MÉDECINE

19, RUE HAUTEFEUILLE, 19

—

1869

AVANT-PROPOS

Le 24 mars 1869, M. Broca, présentant à la Société de chirurgie une concrétion énorme formée par le tartre dentaire, appelait l'attention des membres de cette assemblée sur ce sujet aussi intéressant que nouveau.

Le savant professeur, dans cette même séance, en discourant sur les dépôts de tartre et leur mode de formation, rapportait le fait suivant : Frappé de l'identité des caractères chimiques des calculs salivaires et du tartre des dents, du rôle de la salive, relativement à la formation des masses tartareuses, le docteur Magitot a eu l'idée de rechercher s'il n'existait pas une différence de composition entre les dépôts de tartre placés en face du canal de Warthon et ceux qui sont situés en regard de l'orifice de Sténon.

Les travaux de M. Magitot l'ont amené à cette assertion : Le carbonate de tartre parotidien est presque exclusivement formé de chaux, tandis que les phosphates dominent dans le tartre sous-maxillaire et sublingual.

Déjà M. Broca avait élevé quelques doutes sur cette double origine des concrétions tartareuses, aussi nous a-t-il engagé à rechercher, par de nouvelles analyses, ce qu'il y avait de vrai dans l'opinion de M. Magitot.

Ce sont les résultats de ces analyses que nous consignons dans cette thèse inaugurale, et ils viennent pleinement confirmer les prévisions qu'avait exprimées M. Broca sur la nature de ces dépôts.

Avant d'aborder l'étude du tartre dentaire, nous avons cru qu'il était nécessaire de faire précéder notre travail d'un aperçu de chacun des fluides salivaires qui entrent dans la composition saline, et des modifications que subit la salive buccale ou mixte par suite de son séjour dans la bouche, ou sous l'influence de certaines maladies. Car, d'après la plupart des auteurs, ce sont ces transformations de la salive buccale, qui seraient l'origine des dépôts concrets de tartre.

Cette étude sera suivie de la description du dépôt gingivo-dentaire, que l'on confond volontiers avec le tartre, et elle se terminera par l'exposé du tartre dentaire et des concrétions qu'il forme.

Nous prions M. Ditte, agrégé de l'Université et préparateur de chimie au laboratoire de M. Sainte-Claire-Deville, de recevoir ici l'expression de notre gratitude pour le savant concours qu'il a bien voulu nous prêter dans la direction de nos manipulations chimiques.

DU DARTRE DENTAIRE

ET DE SES CONCRÉTIONS

SALIVE PAROTIDIENNE.

La salive parotidienne est versée dans la bouche par le canal de Sténon, au niveau de l'interstice dentaire de la première et de la deuxième grosse molaire.

Au moment où elle est sécrétée, cette salive est fluide et limpide comme de l'eau; elle est dépourvue de viscosité; mais lorsqu'elle est abandonnée à l'air, par le repos ou le refroidissement, après quelques heures ou le lendemain, il se précipite du carbonate de chaux cristallisé.

On voit se former à la surface du liquide une pellicule blanchâtre, tandis que la masse du liquide prend une teinte opaline due au mélange de ce sel et de la matière organique.

M. Claude Bernard attribue ce précipité au dédoublement du bicarbonate de chaux, en acide carbonique et en carbonate de chaux insoluble (1).

(1) Cl. Bernard, *Leçons de physiologie expér.; salive parotidienne*, tome 2, 1856.

Lehmann donne une autre explication du phénomène. Pour ce chimiste, la chaux serait normalement combinée avec la matière organique de la salive, au moyen de laquelle elle serait rendue soluble ; au contact de l'air, l'acide carbonique de celui-ci s'emparerait de la chaux et précipiterait alors la matière organique déplacée avec le carbonate de chaux formé.

(1) Ces cristaux de carbonate de chaux sont de formes variées : ce sont tantôt des prismes plus ou moins aplatis, tantôt des pyramides tronquées, adossées par leur base ; tous appartiennent au système rhomboédrique.

La salive parotidienne est alcaline ; elle l'est généralement plus que la salive mixte.

L'alcalinité de la salive parotidienne est un fait constant pour M. Cl. Bernard.

Cependant, Mitscherlich a vu ce liquide acide. Il observa ce fait sur un homme atteint d'une fistule sur le canal de Sténon. Il vit, quand la salive s'écoulait en petite quantité, que le papier de tournesol appliqué sur les bords cutanés de l'ouverture fistuleuse était rougi; mais il conservait sa couleur quand le liquide coulait abondamment.

Cette réaction acide doit être regardée comme tout à fait accidentelle ; elle tenait à l'impureté du fluide parotidien, probablement à de la sueur ou à du mucus altéré qui s'étaient mêlés à lui.

La salive parotidienne a une densité de 1,0061 à 1,0088 (2).

Mitscherlich (3) en a recueilli 66 gr. 5 ; par l'évaporation dans le vide, elle a laissé un résidu de 1 gr. 181 qui, incinéré, a donné 1[2 p. 100 de matières solides contenant :

Chlorure de sodium	0 180
Potasse (primitivement combinée à l'acide lactique).	0 095

(1) Robin et Verdeil, *Chimie anatomique, physiologique, normale et pathologique ; carbonate de chaux*. Paris, 1853.

(2) Cl. Bernard, *loc. cit.*

(3) Pelouze et Fremy, *Chimie organique, salive*, p. 544.

Soude (probablement combinée dans la salive avec le mucus).	0 164
Phosphate de chaux.	0 017
Silice.	0 015

Outre ces principes, la salive parotidienne contient du chlorure de potassium, du carbonate de chaux et du sulfocyanure de potassium.

Les carbonates alcalins y seraient en plus forte proportion que dans la partie mixte.

Enfin, Berzelius y a découvert une matière analogue à l'albumine, la ptyaline. C'est elle qui tiendrait en dissolution les matières salines que nous venons de citer.

Chaque parotide sécrète à son tour.

La sécrétion se fait d'une façon intermittente. Ces glandes entrent surtout en action pendant la mastication, — de sorte que dans la diète l'écoulement est peu abondant. Au repas, elles fournissent presque à elles seules le liquide de la cavité buccale.

La salive parotidienne exercerait surtout son action sur les matières amylacées. Elle les transforme d'abord en dextrine, puis en glycose.

SALIVE SOUS-MAXILLAIRE.

La salive sous-maxillaire est limpide, filante, visqueuse, sans odeur, ni saveur. Sa densité varie de 1,0026 à 1,0036.

A l'air, elle s'épaissit un peu; elle devient gélatineuse par le refroidissement. Elle ne laisse point précipiter de carbonate de chaux, quoiqu'elle tienne une certaine quantité de ce sel en dissolution.

La salive sous-maxillaire est plus alcaline que la salive parotidienne, et elle renferme moins de matériaux solides que celle-ci.

Bidder et Schmidt lui ont trouvé la composition suivante chez le chien :

Eau.	991,45 à	996,04
Chlorure de sodium.	4,50	2,45
Carbonate et phosphate de chaux et de magnésie.	1,16	—
Matière organique.	2,89	—

Comme pour le fluide parotidien, les dernières portions de salive sous-maxillaire contiennent moins de principes fixes que les premières.

La salive sous-maxillaire s'écoule dans la bouche par le canal de Warthon qui vient s'ouvrir derrière les incisives avec les canaux de Rivinus. La sécrétion ne se produit que lorsqu'un corps sapide est placé sur la langue, ou à la vue d'un mets succulent.

Elle préside à la gustation.

Le jeûne et la diète peuvent entraîner sa suppression presque absolue.

SALIVE SUB-LINGUALE.

La salive sub-linguale, isolée pour la première fois par M. Cl. Bernard, se distingue des autres salives par une viscosité très-grande, n'augmentant pas par le refroidissement ; de plus elle ne laisse pas déposer de sels au contact de l'air.

Son état visqueux serait dû à la grande quantité de ptyaline qu'elle possède.

Elle est alcaline; les acides n'y développent pas d'effervescence.

Sa composition chimique, d'après Bidder et Schmidt, est la suivante :

Eau		990,02
Matière organique soluble dans l'alcool. . . .		1,18
Matières organiques : chlorure de sodium. .	}	5,29
— id. de calcium. .	}	
— id. de soude. .	}	0,84
— id. de chaux. .	}	
— id. de magnésie.	}	

La glande sub-linguale sécrète pendant la mastication ; elle agglutine entre elles les parcelles d'aliments de manière à former le bol alimentaire.

Elle facilite la déglutition.

Quant à la salive sécrétée par les glandules mucipares, elle varie suivant la place occupée par leurs groupes. Ainsi ceux qui sont situés sur les joues et à la face postérieure des lèvres versent un liquide analogue à celui de la parotide, tandis que les groupes qui occupent la voûte palatine et le voile du palais fournissent un fluide se rapprochant par sa composition de la salive sub-linguale.

MUCUS BUCCAL.

Le mucus buccal est le résultat d'une exsudation de la muqueuse de la bouche.

Il a les caractères des autres mucus.

Comme eux il serait constitué chimiquement par des sels minéraux en très-minime quantité, beaucoup d'eau, des traces de matières organiques cristallisables et de la mucosine.

A l'air il s'altère très-vite, devient visqueux, et il se coagule même en passant à l'état acide.

Cl. Bernard (1) l'a trouvé alcalin.

Ce mucus, mélangé de salive mixte en petite quantité, forme des enduits buccaux (enduits fuligineux de certains auteurs). Ce fluide mucoso-salivaire, visqueux, au contact de l'air, se charge des poussières atmosphériques qui contiennent des corpuscules d'origine inorganique et organique, divers germes d'infusoires, des spores de mucédinées, etc. (2).

Il se teint de toutes les matières colorantes des boissons, il retient des parcelles alimentaires, et enfin on y trouve l'algue filiforme, puis des vibrions.

(1) Cl. Bernard, *loc. cit.*

(2) Pasteur, *Mémoire sur les corps organisés qui existent dans l'atmosphère*, Compte-rendu de l'Académie des sciences. Paris, 1862.

SALIVE MIXTE.

La salive mixte résulte du mélange des sécrétions des glandes parotides, sous-maxillaires, sub-linguales, molaires labiales, etc., enfin du mucus provenant de la muqueuse bucco-linguale. C'est le fluide de la bouche.

Cette salive, filtrée, donne un liquide légèrement visqueux, moussant par l'agitation ; son odeur est fade et nauséabonde, sa densité de 1,005 à 1,008.

Abandonnée à elle-même dans un verre, cette salive se sépare en trois couches (1). La première, celle qui surnage, varie d'épaisseur d'une expérience à l'autre ; elle est formée par un liquide écumeux et filant.

La deuxième est la plus considérable et la plus claire, elle est moins visqueuse que la précédente.

La troisième a la plus grande densité, elle se présente sous l'aspect d'un dépôt gris-blanchâtre, composé de cellules d'épithelium buccal en grande quantité, de leucocytes peu nombreuses, de gouttelettes ou granulations graisseuses, avec d'autres détritus alimentaires venant de l'interstice des dents, des amas de substance amorphe, des granulations calcaires, des vibrions et quelques tubes du leptothrix buccalis (2).

En évaporant cette salive sur cent parties, elle laisse environ une partie de résidu solide ; si elle a été préalablement filtrée, elle n'abandonne que 0,50 parties de matières solides parmi lesquelles M. Mandl aurait trouvé des cristaux de chlorhydrate d'ammoniaque (3).

Fourcroy, en la chauffant, aurait reconnu dans les dépôts laissés par l'évaporation des cristaux cubiques de muriate de soude (4).

(1) Cl. Bernard, *loc. cit.*

(2) Ch. Robin, *Des végétaux parasites qui croissent sur l'homme et les animaux*. Paris, 1853.

(3) Mandl, *Anatomie microscopique, salive*, tome 1.

(4) Fourcroy, *Système des connaissances chimiques*, tome 9.

La salive mixte se mêle incomplétement à l'eau. Les acides produisent un léger précipité, tandis que les alcalis n'y déterminent aucun trouble. Au contact de l'air elle subit bientôt la putréfaction.

Quant à sa réaction, la salive mixte est-elle alcaline, ou est-elle acide?

Garrod et Marshall (1) observèrent sur un homme portant une fistule salivaire que la salive mixte était acide avant le repas; mais pendant celui-ci elle devenait d'abord neutre, puis alcaline. Ils attribuent ces différences de réaction aux proportions de mucus mêlées à la salive.

Blondelot a trouvé la salive mixte neutre très-souvent ou même acide, excepté pendant le temps des repas; tant que durait la mastication, elle était alcaline.

Schultz rapporte que ce liquide est acide chez l'homme quand il a séjourné dans la bouche.

M. Boudet (2) a reconnu que, sur le collet des dents et dans les interstices, la salive donnait une réaction acide surtout marquée aux incisives supérieures.

M. Magitot (3), expérimentant sur des sujets exempts de tout état anormal de la bouche ou de santé générale, a vu le papier bleu de tournesol appliqué sur la langue et les joues ne subir aucun changement, tandis que sur les dents et le sillon gengivo-labial il était fréquemment rougi.

D'après ces faits, nous pouvons dire que la salive est normalement alcaline, puisque l'alcalinité existe pendant que les glandes fonctionnent.

Si la salive est acide, c'est qu'elle a subi un commencement d'altération.

En effet, pendant le repos des glandes salivaires, les enduits muqueux et les débris d'aliments entrent en fermentation ; ils forment des produits acides tels que l'acide lactique, l'acide buty-

(1) *The Lancet*, 1842.

(2) *Journal de pharmacie et de chimie*, 1842.

(3) Magitot, *Recherches expérim. et thérap. sur la carie dentaire*. Paris, 1867.

rique ou autres, suivant l'alimentation, qui sont solubles dans la salive et ils lui donnent son acidité.

On comprend facilement comment la salive acide, avant d'être neutralisée par la salive alcaline au moment de son écoulement, pourra former par le mélange de ces deux liquides une troisième salive qui sera neutre.

D'après l'analyse la plus récente que l'on doit à Jacubowistch, la composition de la salive est la suivante :

Eau	995 16
Epithélium	1 62
Ptyaline	1 30
Phosphate de soude	0 94
Chlorures alcalins	0 84
Sulfocyanure de potassium	0 06
Chaux et matières organiques	0 03
Magnésie et matières organiques	0 01
Pertes	0 04

Les cendres de la salive mixte renferment des matières salines solubles et insolubles dans l'eau (1).

Parties solubles dans l'eau.

Phosphate de soude	22 122
Chlorure de sodium et de potasse	67 930
Sulfate de soude	2 315
	92 367

Parties insolubles dans l'eau.

Phosphate de chaux. Phosphate de magnésie. Phosphate de fer.	5 509
	97 876

(1) Pelouze et Fremy, *loc. cit.*

Tiedemann et Gmelin ont constaté dans la salive mixte la présence du lactate de potasse et de graisses phosphorées.

D'après Wright, elle contiendrait de l'albuminate de soude et du phosphate de chaux. Ce dernier corps s'y trouve en très-faible quantité, mais il y est toujours (1).

Le sulfocyanure de potassium aurait le même privilége d'après M. Longet (2).

Simon y a découvert la caséine.

Brande, de l'albumine.

Signalons les produits accidentels : acide lactique, butyrique et moins souvent l'acide pectique, etc.

Avant de terminer l'étude de la salive physiologique, repassons rapidement son rôle dans la digestion.

Ce liquide sert à la mastication, à la gustation et à la déglutition.

En outre, il dissout certains sels contenus dans les aliments, et surtout il transforme l'amidon en dextrine, puis en glycose.

Cette propriété saccharifiante de la salive est admise par tous les auteurs, mais tous ne sont pas d'accord sur le principe actif qui engendre ce phénomène.

Pour M. Mialhe, le principe actif serait la diastase animale ou salivaire et la diastase végétale ; pour M. Cl. Bernard, c'est la ptyaline.

Enfin, le fluide salivaire mixte ne fait subir aucune modification aux matières grasses. — Cependant, d'après M. Longet, les salives sous-maxillaire et sublinguale jouissent de la propriété de former avec les corps gras des émulsions assez complètes.

ALTÉRATIONS DE LA SÉCRÉTION SALIVAIRE.

La salive dans sa sécrétion peut subir des altérations pouvant porter sur la quantité de liquide versé dans la bouche en un temps donné ou sur sa qualité, c'est-à-dire sa composition chimique; ces

(1) Ch. Robin, *Leçons sur les humeurs morbides et normales de l'homme et des mammifères*. 1866.

(2) Longet, *Traité de physiologie*, tome 1, p. 157, 1861.

derniers troubles sont à peine connus : est-ce à ceux-ci qu'il faut attribuer les calculs salivaires ?

Modification de quantité.

La sécrétion salivaire est diminuée dans un grand nombre de maladies ; ainsi, dans les accès de fièvre paludéenne, dans certaines affections inflammatoires et d'autres états pathologiques.

Aussi la bouche devient-elle pâteuse et collante par suite d'une hypersécrétion de mucus. La langue alors se recouvre d'un enduit blanc-jaunâtre plus ou moins épais, pouvant se présenter sous forme de petits amas solides, noirâtres, qu'on désigne sous le nom de *fuliginosités*. Ces fuliginosités renfermeraient en outre des granulations d'hématosine entremêlées de cellules épithéliales sphacelées réunies en couche (Pouchet et Guichard).

L'augmentation de la secrétion salivaire reconnait diverses causes, les unes physiologiques, les autres morbides.

Parmi les premières la vue, le souvenir ou l'impression olfactive de certains mets provoquent une afflux de salive. L'orgasme vénérien agit de même.

Certaines substances dites sialagogues, tels sont la racine de pyrèthre, le tabac, l'angélique, etc., excitent la muqueuse buccale et amènent la salivation.

Pendant la grossesse, chez certaines femmes, on observe une hypersécrétion de la salive ; elle a pu être de plusieurs litres pendant 24 heures dans certains cas.

Chez les idiots la sécrétion des glandes salivaires est exagérée, ainsi que dans les irritations, les inflammations simples ou spécifiques, les ulcérations de la muqueuse buccale, les maladies organiques de l'estomac ou des viscères abdominaux. Les vers intestinaux produisent le ptyalisme.

L'hypercrinie salivaire s'observe dans la variole confluente. Elle s'est montrée aussi à la fin de la fièvre typhoïde (Otto). Elle aurait existé dans la terminaison de la fivère double tierce et la fièvre quarte (Forestus et Bontius).

Enfin les névralgies faciales, les douleurs occasionnées par la carie dentaire peuvent occasionner la sialhorrée.

Dans l'hémiplégie de cause cérébrale, on voit ordinairement du côté paralysé l'exagération du mucus buccal et de la salive.

Modification de qualité

La densité de la salive est en raison inverse de sa quantite écoulée en un temps donné et plus elle est abondante, moins ellé est visqueuse.

Dans la stomatite mercurielle, dans le scorbut, les angines et particulièrement dans l'angine pseudo-membraneuse, son odeur devient fétide, non par suite d'une altération de la salive, mais par son mélange avec les gaz infects qui s'exhalent de la cavité buccale.

Elle prend quelquefois une coloration jaunâtre chez les ictériques, par suite de son mélange avec la bile.

Quant à son alcalinité ou à son acidité, d'après les recherches de M. Robin (1), aucune affection n'aurait le pouvoir de rendre la salive acide pendant qu'elle s'écoule des glandes.

La réaction acide de la bouche est due au mucus buccal altéré.

La composition de la salive est modifiée dans certaines maladies. Becquerel et Rodier dans leur *Traité de Chimie pathologique*, donnent le résumé des expériences comparatives faites par Lhéritier,

	Etat physiologique.	Salivation mercurielle.	Chlorose.	Maladie de Bright.	Phlegmasie.
Eau..................	98,65	97,09	99,00	98,59	96,89
Matière organique.	1,26	2,80	0,07	1,36	3,09
Matière inorganique	0,09	0,11	0,03	0,05	0,11

Ainsi dans la salivation mercurielle, il y a diminution de l'eau et augmentation des sels et de la matière organique.

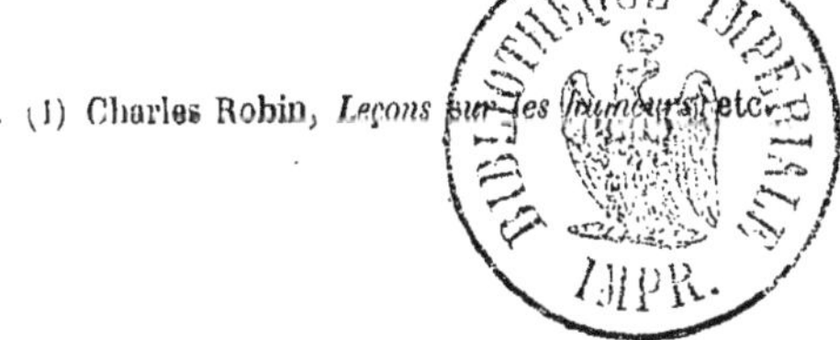

(1) Charles Robin, *Leçons sur les humeurs*, etc.

Dans la chlorose, augmentation de l'eau et diminution de la matière organique et des sels.

Dans la maladie de Bright, la salive reste à peu près à l'état normal.

Dans les phlegmasies, les modifications sont très-sensibles, il y a diminution de l'eau, augmentation très-grande de matières organiques, et légère augmentation des matières salines.

CALCULS SALIVAIRES.

Les calculs salivaires ont la couleur ordinaire du tartre, ils sont blanc-jaunâtre comme lui, ils ont aussi la même dureté.

La cassure des calculs salivaires ne présente pas, à la loupe, l'aspect régulier et poreux du tartre dentaire.

La gangue des calculs salivaires est finement grenue, plus homogène que celle du tartre; mais elle ne renferme point de leptothrix.

Si l'on compare les analyses de calculs salivaires aux analyses du tartre dentaire faites par Berzelius, Vauquelin et Denis, leur composition chimique serait identiques.

Calculs de la glande sous-maxillaire.

JOBERT ET GRASSI.		DUMOREY ET HUMBERT.	
Phosphate de chaux........	89	Phosphate de chaux...	66 70
Carbonate de chaux.........	15	Carbonate de chaux....	11 30
Matière animale.............	5	Matière animale.........	20 00
		Magnésie, oxyde de fer, chlorure de sodium, sulfates, sulfocyanure de potassium, pertes........................	2 80

Dans un calcul de Sténon, Lassaigne a constaté la présence des principes suivants :

Eau et oxyde de fer..........	2
Phosphate de chaux..........	55

—	de magnésie.....	1
Carbonate de chaux.........		15
Matière animale.............		25
Perte........................		2

Les acides attaquent plus rapidement les fragments des calculs salivaires que ceux du tartre, et avec un dégagement de gaz plus considérable.

Ce phénomène tient à ce que les calculs salivaires renferment une proportion de carbonate de chaux plus grande que le tartre dentaire. D'après nos analyses, le tartre en aurait deux fois moins que les calculs salivaires.

DÉPOT GINGIVO-DENTAIRE.

Le dépôt gingivo-dentaire est blanc-grisâtre, pultacé, et finement granuleux. Il se trouve sur les dents, mais principalement au niveau de leur collet et dans l'intervalle qui les sépare. Il recouvre le tartre ou il est mélangé à lui.

Sa réaction est presque constamment acide.

Avant d'exposer le résultat des recherches contemporaines sur l'origine de ces dépôts, jetons un coup d'œil sur les opinions qui ont été émises à son sujet, la plupart des auteurs n'établissent aucune distinction entre cet enduit limoneux et la dépôt concret ou tartre proprement dit.

Leuwenhoeck (1), le premier, a examiné au microscope cette substance blanche qui s'amasse sur les dents. Il y a découvert une grande quantité d'animalcules vivants qu'il divise en cinq catégories, suivant leur dimension, leur forme et leur manière de se mouvoir. De plus, il y a vu des baguettes tantôt droites, tantôt recourbées, à angles plus ou moins ouverts. D'après M. Ch. Robin (2), ces baguettes seraient des débris de filaments appartenant à l'algue filiforme de la bouche.

(1) Leuwenhoeck, *Opera omnia*, p. 40, 1755.

(2) Ch. Robin, *Végétaux parasites qui croissent sur le corps de l'homme et les animaux vivants*, page 348. Paris, 1853.

Lenwenoeck affirme que ces vibrions et ces filaments ne proviennent point de la salive; mais bien du dépôt, comparable à de la farine imprégnée d'eau, qui se trouve sur les dents et dans leurs interstices.

Il a étudié cette substance chez des sujets d'âge et de sexe variés, ou faisant usage d'une alimentation différente.

Ainsi : il l'a examinée sur deux femmes ayant l'habitude de se rincer la bouche, il n'a trouvé, ni vibrions, ni bâtonnets dans la salive, tandis que le dépôt blanchâtre et limoneux en contenait.

Même résultat chez un enfant de dix ans.

Il expérimenta sur deux vieillards, dont l'un ne fumait pas, et ne prenait pas d'eau-de-vie; l'autre faisait usage du tabac, et se rinçait la bouche avec le liquide alcoolique. — Chacun d'eux avait des infusoires et des baguettes.

Enfin, lui-même, étant resté trois jours sans se soucier de la propreté de sa bouche, regarda au microscope son dépôt gingivo-dentaire après l'avoir mêlé à de l'eau de pluie pure, il y vit des animalcules.

Ehrenberg (1), dans son magnifique ouvrage sur les infusoires, parle de la substance blanche qui s'amasse entre les dents et sur leur portion libre. Il révoque en doute les faits rapportés par Lenwenoeck, en disant que le micrographe de Leyde a pris pour des infusoires, des bâtonnets de substance organique obéissant à un mouvement passif. Néanmoins, Ehrenberg constate la présence du vibrio bacillus dans ce prétendu tartre.

En 1850, Bowditch a publié, dans un journal américain (2), quelques observations sur la matière pultacée qui s'amasse dans le cul-de-sac gengivo-dentaire.

Il a examiné au microscope le dépôt provenant de 49 individus n'ayant point d'affections sérieuses de la bouche et appartenant à toutes les classes de la société.

Sur ce nombre, 47 portaient des infusoires et des leptothrix buccalis. Deux jeunes gens seulement n'en avaient point. Il est

(1) Ehrenberg, *Infusoires*, p. 81, n. 84.

(2) Bowditch, *American journal of the medical sciences*, p. 363. April, 1850.

vrai qu'ils avaient de grands soins de propreté, et ils se rinçaient la bouche très-fréquemment avec une eau contenant de la soude en dissolution.

Il résulta de ces observations que certaines solutions (de soude, d'ammoniaque et l'eau (Chlorin Wotte-Wash) tuaient rapidement les infusoires: tandis que les infusions de quinquina, de myrrhe, restaient sans effet sur eux.

A l'hôpital d'Ammong, chez des malades qui fumaient et chiquaient, les bactéries ne pouvaient être détruites par aucuns moyens. Elles existaient en bien plus grand nombre chez les hommes qui s'abstenaient de l'usage de cette plante vireuse.

Le docteur Bowditch raconte qu'il plongea ces vibrions dans une infusion assez concentrée de tabac, ils ne parurent point en être incommodés ; et ils montraient sous le champ du microscope la même vivacité après l'immersion qu'auparavant.

Enfin M. Robin (1) a étudié ce dépôt gengivo-dentaire et il le trouve formé :

1° Par du mucus solide passé à l'état grenu ;

2° Des détritus d'aliments (viandes ou végétaux) tels que débris de fibres musculaires, chlorophylles grains de fécule, etc., en voie de putréfaction;

3° Des leucocytes qui sont presque toujours gonflés et transparents ;

4° Une algue du genre Leptothrix chargée de matières animales; ses filaments cylindriques sont fixés à leur base sur une gangue amorphe et granuleuse qui paraît être formée par du mucus desséché ou par des substances alimentaires contenant quelquefois des vibrions et maintenues réunies par leur propre mollesse. — Le développement du Leptothrix est normal, il est d'autant plus rapide que la gangue est plus altérée et plus fétide. D'après Remak il se développerait pendant le sommeil.

5° Des vibrions que les auteurs ont nommés différemment (bac-

(1) Ch. Robin, *Histoire naturelle des végétaux parasites*. Paris, 1853, p. 346 — *Leçons sur les humeurs normales et morbides*, etc. Paris, 1867.

terium termo, et vibrion à baguette (Duj.) (1), vibrio bacillus (Ehr.) (2), vibrio linela (Müller), spirillum (Robin) (3).

A notre tour nous avons eu plusieurs fois l'occasion de vérifier l'exactitude des faits précédents, nous avons retrouvé dans ce dépôt gengivo-dentaire les vibrions et l'algue de M. Robin.

On voit donc que cette substance molle, onctueuse, qui se trouve sur le collet des dents et dans leurs intervalles est complétement dépourvue de concrétions, de parcelles pierreuses. C'est elle qui recouvre le tartre ou qui est mélangée à lui quand il est en petite quantité.

En résumé, ce dépôt gingivo-dentaire est formé de matières organiques provenant des sécrétions buccales ou de la nourriture des individus. Naturellement les substances molles telles que le pain, les pâtes, les légumes féculents, etc., par leur mélange avec le liquide muco-salivaire, devenant un amas visqueux collant, entreront en forte proportion dans ce dépôt.

Or en séjournant dans la cavité buccale, ces matières organiques trouvent toutes les conditions nécessaires pour entrer en fermentation : l'humidité, la température favorable, l'air et les ferments. Aussi ce dépôt gingivo-dentaire fera-t-il apparaître dans la salive l'acide lactique, butyrique et autres agents suivant le régime alimentaire, ayant un effet désastreux sur les dents, comme l'a démontré M. Magitot (4).

De plus, il engendrera comme nous le montrerons ailleurs cette sorte d'incrustation, d'amas pierreux qui se fixe sur les organes masticateurs et qui hâte leur chute.

DU TARTRE DENTAIRE.

Les Latins, d'après les poètes, désignaient le tartre sous le nom de *Rubigo*.

(1) Dujardin, *Infusoires*, p. 212 et 220.
(2) Ehrenberg, *loc. cit.*, p. 81, pl. 5, fig. 9, 1838.
(3) Ch. Robin, *loc. cit.*
(4) Magitot, *Recherches expérim. et thérap. sur la carie dentaire*. Paris, 1867.

Ovide dans son tableau de l'envie, dit de ce monstre hideux (1) :

..... Livent rubigine dentes.

Martial emploi une expression dérivant du même mot dans son épigramme adressée à Aulus sur Mamercus, l'infâme calomniateur (2) :

Rubiginosis cuncta dentibus rodit.

Paracelse, dans son chapitre *De causa et origine morborum*, paraît avoir adopté le mot *tartarus* pour désigner le dépôt pierreux qui se fait autour des dents, les sables, la gravelle et les calculs.

Paracelse définit ainsi le tartre : *Tartarus saltem sit excrementum cibi potusq; per se, qui per hominis spiritus ita coaguletur* (3).

Ce théosophe, se laissant entraîner par la folle du logis, identifie au dépôt pierreux qui s'amasse autour des dents, le sable, la gravelle et ces calculs. Pour lui le tartre se dépose dans la bouche; l'estomac, dans l'acte de la digestion, élabore aussi le sien; le sang et les humeurs le portent et le déposent dans le cerveau, les poumons et les reins, où il se dépose en quantités variables suivant l'influence des astres et de la luxure. Ces amas concrets produisent dans les organes les désordres les plus graves, et les tourments qu'endurent les malheureux dans le Tartare (*Tartarus*) sont seuls comparables aux douleurs que produisent les dépôts de tartre (*Tartarus*).

Après Paracelse; — Jourdain, Fauchard, etc., emploient les mots de tuffe, ou de chancre des dents, ou de tartre dentaire; ce dernier seul est le mot en usage, et ce nom sert à désigner les concrétions phosphato-calcaires qui s'attachent aux dents.

Nous définirons ainsi le tartre :

Le tartre est un dépôt ordinairement blanc-jaunâtre, se faisant sur les dents, et y adhérant fortement. Il est de nature phosphato-calcaire, concret, onctueux sur sa face libre, et il peut acquérir une grande dureté.

(1) Ovide, *Métamorphoses*, 2, vers 776.

(2) Martial, *Ad Aulum de Mamerco*, épigr. 28, liv. 5.

(3) Paracelse, lib. 3, p. 67, *Opera omnia*. Édition de Genève, 1658.

La couleur du tartre est variable. Il a quelquefois une coloration verte attribuée à de la chlorophylle qu'il retiendrait dans sa masse. D'autres fois, il est brun plus ou moins foncé, particulièrement à la face interne des dents. Cette teinte, semblable à du tabac ou de la suie, n'a rien d'étonnant chez les fumeurs et les gens qui ont les gencives plus ou moins scorbutiques; mais, comme elle se rencontre en dehors de ces conditions étiologiques, il faut supposer que cette matière colorante n'est pas fournie seulement par du charbon et du sang; il est probable qu'elle trouve son origine dans le sédiment de la salive ou des aliments.

Chez certains sujets, le tartre a une couleur ardoisée ou bleuâtre, ou noirâtre. Elle lui est habituellement donnée par des sulfures de plomb, quelquefois de cuivre, ou même de fer suivant la profession de l'individu.

Chez les enfants, le dépôt de tartre, dans quelques cas rares, est jaune de safran; cette variété est assez friable.

Nous avons constaté que, abandonné à l'air et aux intempéries, le tartre perdait sa couleur jaunâtre; au bout d'un certain temps, il devenait blanc comme de la craie.

Le tartre adhère fortement aux dents; il est dur le plus souvent; moulé sur elles et collé sur ces ostéides comme le ciment à la pierre. Desséché, il en acquiert la dureté.

Vu avec un grossissement suffisant, la surface extérieure du tartre offre un aspect finement spongieux, quand on a eu soin de le laver et de le laisser sécher. Ces cavités sont de forme polyédrique.

A l'état frais, au moment où on l'enlève au sujet, ces sortes de pores sont remplies par des mucosités mélangées de détritus d'aliments où s'agitent des vibrions. Le physicien Magellan avait bien sûr remarqué cette population microscopique vivante, lorsqu'il a avancé que le tartre dentaire était une sorte de polypier créé par des animalcules.

Par sa face adhérente, le tartre porte l'empreinte des dents sur lesquelles il s'est développé; de plus, cette face offre un aspect bien différent de celle qui est extérieure; très-souvent elle est couverte par une couche noire ou verte plus ou moins foncée. La teinte noire est accusée dans les endroits où cette sorte de dépôt est plus épais. Elle se convertit en coloration verdâtre dans les points les plus minces.

Si l'on fait une coupe allant de la superficie à la profondeur, on reconnaît que la teinte noire, très-accusée au point où le tartre confine à la dent, disparaît insensiblement, lorsqu'on se rapproche de la surface externe, en passant par des nuances fondues du noir au vert foncé, au vert, vert-clair, puis la couleur ordinaire du tartre.

Une partie de cette couche noire placée sous le microscope et traitée par l'acide chlorhydrique a donné lieu à un dégagement de gaz, tandis qu'il apparaissait des cristaux en forme d'aiguille (chlorhydrate de soude) ; en même temps il se détachait des petits groupes de granulations plus ou moins arrondies d'une couleur vert foncé ou brune. Ces corpuscules paraissaient avoir beaucoup d'analogie avec les cellules de chorophylle plus ou moins déformées.

La cassure du tartre examinée à la loupe est grenue, poreuse, régulière, offrant des points brillants. En l'usant sur un verre dépoli on distingue, quand le dépôt a acquis un certain volume, des couches séparées par une raie noire ou vert foncé due à la substance dont nous venons de parler au sujet de la force adhérente.

Sur certaines coupes on voit assez rarement, il est vrai, une coloration rougeâtre formant des réseaux ou des arborisations. Il m'est impossible de dire l'origine de cette matière colorante qui n'affecte aucune forme cristalline.

Le dépôt de tartre réduit en poudre et examiné au microscope avec un grossissement de 4 à 500 fois, a permis de voir à M. Robin (1) des corpuscules irréguliers réfractant assez fortement la lumière ; une certaine quantité de globules sphéroïdaux ou à surface mamelonnée, grenue ou homogène à l'intérieur ; quelques-uns en petit nombre, sont pourvus de lignes ou stries pâles irradiées à partir de leur centre.

(1) Ch. Robin, *Leçons sur les humeurs*, etc.

On y rencontre un certain nombre de cristaux lamelleux, des débris de cristaux mal définis, et des amas nullement cristallins formés de granulations agglutinées ensemble.

Outre ces éléments, on remarque une matière amorphe, grenue, analogue au mucus de l'enduit buccal, quelques rares cellules épithéliales et des leucocytes.

M. Delestre y a vu des cristaux d'hématoïdine (1).

Enfin on y remarque des touffes de leptothrix très-adhérentes aux granulations calcaires. Ces granulations sont incrustées sur les filaments, de sorte que M. Mandl (2) a pu prendre ceux-ci pour des carapaces d'infusoires, auxquelles, d'après lui, le tartre devait sa dureté.

Ces filaments végétaux flexueux, recourbés, longs tantôt de quatre à cinq centièmes de millimètre, tantôt de trois à quatre fois plus, constituent une charpente au dépôt tartareux. Ils s'enchevêtrent et s'entrecroisent dans tous les sens, de manière à former un feutrage ou des mailles plus ou moins serrées, de sorte qu'ils forment une trame qui retient les fines granulations calcaires.

Il est facile de voir cette trame, soupçonnée par Henle (3).

Pour cela, on prend une parcelle de tartre, on la plonge dans l'acide chlorhydrique pur ou étendu pendant un quart d'heure. Alors il se produit un dégagement de gaz, et il reste à la place du granule solide un petit amas blanc opalin, de consistance molle, presque glaireuse. C'est là la gangue du dépôt phosphato-calcaire. Placée entre deux lames de verre, sous le microscope, on voit, à l'aide d'un grossissement de 600 à 700 diamètres, que cette gangue est constituée par une matière amorphe transparente, parfois granuleuse, qui n'est autre que le mucus constaté dans le dépôt gengivo-dentaire.

Cette substance organique offre l'apparence d'un magma floconneux ou nuageux, entremêlé de tubes cylindriques, blancs,

(1) Delestre, *Thèse inaugurale*, 1861.

(2) Mandl, *Compte-rendu de l'Académie des sciences*, tome 17, p. 213. 1843.

(3) Henle, *Anatomie générale*, traduction de Jourdan, tome 2, p. 453.

brillants, quand ils ne sont point dans le milieu épais de la gangue; ce sont les débris de l'algue filiforme que l'acide chlorhydrique a rendus transparents, lisses et unis; rarement ils sont flexueux. Tantôt ils forment de véritables fouillis, une sorte de feutrage; tantôt, dans les endroits où ils sont moins abondants, ils s'entrecroisent, offrant l'aspect de mailles plus ou moins serrées, contenant de la matière amorphe ou finement granuleuse, Voir la figure que je dois au dessin de mon excellent ami Ed. Perrier, agrégé de l'Université, aide naturaliste au Muséum.

L'acide acétique attaque lentement le tartre, en déplaçant l'acide carbonique du carbonate de chaux.

L'acide citrique le ramollit, l'acide chlorhydrique le dissout. Une dissolution de potasse le rend plus friable.

Composition chimique.

Diverses analyses du tartre ont été faites par Berzélius, Vauquelin, Bibra, etc. Mais tous ces chimistes ont obtenu des résultats différents dans le dosage des matières salines. Nous citerons d'abord celle de Berzélius.

Ptyaline	1	0
Mucus salivaire	12	0
Phosphate terreux	79	0
Matière animale dissoute dans l'acide hydrochlorique.	7	5

Remarquons que Berzélius a opéré sur une masse tartareuse provenant d'un même individu.

Le 31 décembre 1825, Vauquelin lisait à l'Académie royale de médecine, dans la section de pharmacie, un rapport sur la composition du tartre dentaire. D'après les divers essais de ce chimiste et de M. Laugier, le tartre aurait donné, par l'analyse, les principes suivants :

1° Eau	0 07
2° Mucus salivaire (une matière organique différente de celle des os)	0 13
3° Phosphate de chaux avec traces de magnésie et de fer (de phosphate calcique et d'une matière brune ressemblant à de l'oxyde de fer et formée de fer et de phosphate de magnésie).	0 66
4° Carbonate de chaux.	0 09
5° Une matière animale dissoute dans l'acide hydrochlorique.	0 05

Dans leur analyse, Vauquelin et Laugier ont dosé la magnésie à part.

D'après Denis, le tartre pris sur un individu avait les mêmes éléments que les concrétions des amygdales trouvées sur le même sujet.

Il contenait :

Eau (pure).	25 0
Phosphate de chaux. .	50 0
Carbonate de chaux. .	12 5
Mucus	12 0

Comme on le voit, les résultats de ces analyses sont loin d'être les mêmes pour chacune d'elles, quant aux proportions de principes salins contenus dans le tartre.

Dans toutes, le phosphate de chaux domine ; Vauquelin seul constate des traces de magnésie et d'oxyde de fer.

La conclusion que l'on doit tirer de ces analyses, c'est que le dépôt de tartre a une composition variable suivant les individus, et que ce dépôt pierreux a une composition identique à celle des calculs salivaires.

ANALYSES.

Le tartre qui a servi aux analyses, je l'ai recueilli avec des outils en acier. Il provient, en grande partie, de dents arrachées à des vieillards de Bicêtre.

J'ai employé également le tartre extrait de la bouche de vieilles femmes internées à la Salpétrière, les unes vivantes, d'autres mortes depuis quelques heures. Enfin, j'en ai pris sur des dents extraites à des individus d'âge, de sexes différents, soit à la Pitié, soit à Cochin ou à Saint-Louis.

J'ai eu soin de ne ramasser que le tartre déposé sur les incisives et sur la deuxième petite molaire, les deux grosses et la dent de sagesse. Je me suis abstenu de récolter le tartre qui recouvrait les canines et les premières petites molaires.

En rassemblant ce produit, je me suis servi de deux flacons : l'un destiné au dépôt de tartre des incisives, l'autre à celui des molaires.

Les analyses ont été faites séparément pour chacun des tartres, et il n'entrait dans les analyses aucune concrétion.

ESSAI POUR LE DOSAGE DE LA MAGNÉSIE.

L'opération a été faite sur un 1 gramme de tartre provenant soit des molaires, soit des incisives :

1° La matière a été calcinée à l'air libre, afin de détruire tout ce qui était organique.

2° Le résidu a été dissous dans l'acide nitrique en grande partie. La portion insoluble était constituée par de la silice dont on s'est ainsi débarrassé.

3° La dissolution dans l'acide nitrique a bouilli pendant deux heures, avec un grand excès de carbonate de soude pur. Tous les phosphates ont été décomposés. En filtrant, toutes les bases sont restées sur le filtre à l'état de carbonate ou d'oxyde.

4° Le dépôt a été bien lavé. On a ajouté du chlorhydrate ammoniacal en excès, puis de l'ammoniaque. Un dépôt nouveau s'est formé, composé de fer. On a précipité ensuite toute la chaux au moyen du carbonate d'ammoniaque en excès.

La liqueur obtenue par filtration a contenu alors toute la magnésie.

5° Il a été ajouté à cette liqueur du phosphate de soude, Il en est résulté un très-léger précipité blanc de phosphate ammoniaco-magnésien (PhO^5, 2 MgO, AzH^4O), qui, après vingt-quatre heures, a été considéré comme complet. La calcination de ce corps a donné un résidu presque insensible. Et comme la proportion de magnésie qui y entre est très-faible relativement au poids total, on peut dire qu'il n'en n'existe que des traces.

Après un pareil résultat, nous avons cru ne pas devoir nous préoccuper de la magnésie dans nos analyses.

PROCÉDÉ DES ANALYSES.

La matière, réduite en poudre fine, a été pesée, puis ensuite traitée par l'eau à la température d'ébullition. Celle-ci lui a enlevé les sels alcalins solubles et une partie de la matière organique. La liqueur filtrée, évaporée à sec, puis calcinée, a laissé un résidu de sels alcalins qui ont été pesés.

Ces sels sont en partie, peut-être en totalité, des chlorures et des sulfates.

La matière restée sur le filtre après la filtration a été séchée, puis calcinée en vase ouvert dans un creuset de porcelaine ouvert pour détruire complétement toute matière animale. Elle a été pesée ensuite; la perte de poids a indiqué la proportion de matière animale.

La matière minérale qui reste a été mise en ébullition avec une dissolution concentrée de chlorhydrate d'ammoniaque. Celui-ci a dissous à l'état de chlorure de calcium tout le carbonate de chaux contenu dans la matière. La liqueur a été filtrée, et la liqueur qui avait passé, traitée par l'oxalate d'ammoniaque, a donné un précipité d'oxalate de chaux qui, lavé, séché, calciné et pesé, a fait connaître le poids de carbonate de chaux qui avait été dissous.

Ceci fait, le résidu resté sur le filtre a été repris à chaud par l'acide azotique; tout est dissous, sauf un léger résidu complétement insoluble et constitué par de la silice. Ce résidu lavé, calciné et pesé, a donné le poids de cette silice.

L'ammoniaque ajoutée à la liqueur azotique a précipité complétement les phosphates, mais en ajoutant alors un excès d'acide acétique, le phosphate de chaux a été seul dissous. La partie du précipité non soluble dans l'acide acétique était formée par du *phosphate de fer* présentant très-nettement tous les caractères des sels de fer. Ce phosphate, recueilli sur un filtre et lavé, a été pesé après calcination.

Enfin la liqueur filtrée contient encore le phosphate de chaux. Cette liqueur neutralisée par l'ammoniaque a donné, par l'oxalate d'ammoniaque, un précipité d'oxalate de chaux qui, calciné et pesé, a donné sous forme de carbonate de chaux, le poids de cette base contenue dans le phosphate.

En dernier lieu la liqueur filtrée dont nous venons de séparer la chaux ne contient plus que l'acide phosphorique. En y ajoutant du nitrate de magnésie ammoniacal, l'acide phosphorique s'est précipité complétement au bout de vingt-quatre heures, sous forme de phosphate ammoniaco-magnésien ($PhO^5,2MgO,AzH^4O$) qui calciné s'est réduit en pyrophosphate de magnésie ($PhO^5,2MgO$), et celui-ci pesé a fait connaître par son poids celui de l'acide phosphorique, qui, uni à la chaux que nous avons dosée avant lui, constituait le phosphate de chaux ($PhO^5,3CO$), le même que celui des os.

Ceci posé, les résultats sont les suivants .

Tartre des incisives.

Poids de la matière. . . . . 2 gr. 837

Pertes (matière organique, eau et magnésie). .	0 789
Sels alcalins.	0 004
Carbonate de chaux	0 229
Silice.	0 006
Phosphate de fer.	0 025

Carbonate de chaux (contenant la chaux du phosphate, ...	1 779	
d'où : — Chaux.		0 959
Phosphate de magnésie.	1 278	
d'où : — Acide phosphorique. . . .		0 822
Phosphate de chaux...		1 781
	2 gr. 834	

Tartre des molaires

Poids de la matière : 3 gr. 918.

(Matière organique, eau et magnésie) . . .		0 911
Sels alcalins.		0 012
Carbonate de chaux.		0 308
Silice		0 015
Phosphate de fer.		0 157
Carbonate de chaux (contenant la chaux du phosphate : 2 489) — d'où :		
Chaux.	1 341	
Phosphate de magnésie : 1 785. d'où :		
Acide phosphorique.	1 147	
Phosphate de chaux.	———	2 488
Pertes.		0 027
		3 918

Ces deux analyses donnent en composition centésimale :

PREMIÈRES ANALYSES.

	Analyse du tartre des incisives.		*Analyse du tartre des molaires.*	
Matière organiqne. .		27 98		24 01
Sels alcalins. . . .		0 14		0 31
Carbonate de chaux. .		8 12		8 10
Silice.		0 21		0 38
Phosphate de fer. . .		0 82		4 01
Phosphate de chaux — Chaux . . .	33 92	62 56	34 05	63 12
Phosphate de chaux — Acide phosphor.	28 64		29 07	
		99 83		99 93
Pertes....		0 17		0 07

Différence entre les deux tartres suivant la quantité des principes salins qui les composent.

Il y a :

3 97 de matières organiques contenues en plus *dans le tartre des incisives*

0 17 de sels alcalins en plus dans le tartre des molaires.

0 02 de carbonate de chaux + dans le tartre des incisives.

0 17 de silice + dans le tartre des molaires.

4 01 de phosphate de fer + dans le tartre des molaires.

0 56 de phosphate de chaux + dans le tartre des molaires.

D'après ces analyses, nous voyons que la différence proportionnelle des corps composant les deux tartres se remarque sur la matière organique qui domine dans les incisives, tandis que la silice et surtout le phosphate de fer se trouvent en plus grande proportion dans le tartre des molaires.

En faisant la somme des phosphates de chaux et de fer, on a pour les incisives 0 82 + 62 56 = 63 88 de phosphates. — Pour les molaires, il y a 4 01 + 63 22 = 67 13 de phosphate.

En faisant la différence de ces deux sommes 67 13 — 63 88 = 3 75, on voit qu'il existe 3 75 p. 100 de plus de phosphate dans le tartre des molaires que dans celui des incisives.

La différence entre les carbonates donne 0 02 en faveur du tartre des incisives.

Deuxièmes analyses. — Dans ces analyses, nous nous sommes assuré que le fer se trouvait dans le tartre à l'état de phosphate. Voilà comment le jeune et habile chimiste a opéré :

La matière isolée, comme dans les analyses précédentes, et qui est désignée sous le nom de *phosphate de fer,* soupçonnée d'être mélangée à du phosphate d'alumine, a été dissoute dans l'acide azotique, puis de l'acide tartrique en excès a été ajouté pour empêcher la précipitation de l'alumine, s'il y en a, — et enfin la liqueur neutralisée a été traitée par le sulfhydrate d'ammoniaque. Celui-ci s'empare de tout le fer du phosphate, le précipite à l'état de sulfure, et, au bout de quelques jours, en filtrant la liqueur, le sulfure de fer reste sur le filtre. La liqueur passée est additionnée de nitrate de magnésie ammoniacal qui donne un précipité de phosphate ammoniaco-magnésien si cette liqueur contient de l'acide phosphorique. — Ces réactions ont réussi parfaitement ; c'est donc au phosphate de fer que nous avons à faire.

DEUXIÈMES ANALYSES.

Tartre des incisives.

Poids de la matière : — 4 gr. 222.

Pertes (matière organiqne, eau, magnésie et sels alcalins)	1	042	
Carbonate de chaux.	0	358	
Silice.	0	009	
Phosphate de fer	0	115	
Carbonate de chaux contenant la chaux des phosphates 2,589 d'où : Chaux	1	450	Phosphate de chaux 2 696
Phosphate de magnésie 1,945; d'où acide phosphorique.	1	246	
	4	220	

TARTRE DES MOLAIRES.

Poids de la matière : 6 gr. 670.

Pertes (matière organique, eau, magnésie et sels alcalins)	1	628	
Carbonate de chaux.	0	491	
Silice.	0	025	
Phosphate de fer.	0	850	
Carbonate de chaux contenant la chaux du phosphate 3,536, d'où : Chaux..	1	979	Phosphate de chaux 3 676
Phosphate de magnésie 2 640, d'où acide phosphorique.	1	697	
	6	670	

Ce qui donne en composition centésimale :

	Tartre des incisives.	*Tartre des molaires.*
Pertes (matière organique, eau, magnésie et sels alcalins)...............	24,69	24,40
Phosphate de chaux....................	63,88	55,11
Carbonate de chaux....................	8,48	7,36
Silice..................................	0,21	0,37
Phosphate de fer........................	2,72	12,74

Différence entre les deux tartres suivant les principes qui les composent.

0,29 en faveur des incisives		m. org.
8,77	id.	ph. de ch.
1,12	id.	carb. de ch.
0,16 en faveur des molaires		si.
10,02	id.	ph. de f.

Dans ces deuxièmes analyses, nous voyons que le phosphate de chaux se trouve en bien plus grande quantité dans le tartre des incisives 8,77, tandis que le phosphate de fer domine dans le tartre des molaires = 10,02. La différence entre le tartre des incisives et celui des molaires sous le rapport du phosphate de fer existe dans les premières et les deuxièmes analyses, elle est surtout plus forte dans les deuxièmes. Nous considérerons donc la prédominance du phosphate de fer dans le tartre dentaire des molaires comparé à celui des incisives comme un fait constant. Il en est de même pour la silice, il y a dans la comparaison des 2es analyses 0,16 p. 100 de plus dans le tartre des molaires. La quantité de carbonate de chaux est moindre cette fois-ci dans le tartre des molaires ; il y a 1,12 p. 100 en faveur des incisives.

Si nous faisons la somme des phosphates du tartre des incisives Ph. de ch. = 63,88 + Ph. de f. 2,72=66,60 ; pour la somme des phosphates du tartre des molaires : Ph. de ch. = 55,11 + ph. de f. 12,74 = 67,85.

En faisant la différence des deux sommes on a 1,25 de phosphate en faveur du tartre molaire.

Ainsi comme dans les 1res analyses le tartre des molaires continue à renfermer plus de phosphates que celui des incisives, mais la différence est moins sensible dans les 2es analyses que dans les 1res. En prenant une moyenne, le tartre des molaires contiendrait 2,55 p. 100 de phosphate en plus que le tartre des incisives.

D'où viennent le phosphate de fer et la silice?

Le phosphate de fer qui existe dans le tartre est dû au phosphate de soude contenu dans la salive (elle renfermerait d'après Jacubowistch, 0,94 de phosphate de soude pour 1000).

Ce sel dissous se comporte comme les phosphates alcalins en présence d'une dissolution d'oxyde de fer, il se transforme en phosphate de fer (1).

En outre, le phosphate de fer et l'oxyde de fer existent dans les aliments, dans les boissons.

Pourquoi le phosphate de fer se trouve-t-il en plus grande quantité dans le tartre des molaires que dans celui des incisives? Cela tient-il à ce que la salive parotidienne contient surtout du phosphate de soude ?

Quant à la silice, elle existe dans le sang, les muscles, le blé, presque toutes les substances alimentaires et la salive.

D'après Mitscherlich, les cendres provenant de la salive parotidienne en contiendraient 0,015. La silice n'a pas été constatée dans la salive sous-maxillaire.

Les molaires recevant la salive parotidienne à sa sortie et n'étant humectées ou à peu près que par ce fluide, il est tout simple que le tartre des molaires contienne plus de silice que le tartre des incisives.

(1) Enderlin, *Recherches de chimico-physiologie* (*Ann. der Chem. und Pharm.*), t. 49, p. 317, 1844, indique la présence dans la salive et le sang de l'homme du phosphate de fer.

Keller, *Sur les élém. inorg. de la chair muscul.* (*Ann. der Chem. und Pharm.*), tome 70, p. 91, 1847, a trouvé 8.02 pour 100 de phosphate de fer dans les cendres de 5 kilogrammes de viande.

Résumé des analyses.

En résumé, nos analyses nous conduisent à un résultat opposé à l'opinion suivante, émise par M. Magitot.

Le tartre parotidien est presque exclusivement composé de carbonate, tandis que les phosphates dominent dans le tartre la région de la sous-maxillaire et de la sub-linguale.

Nous constatons que :

Le tartre des molaires renferme une proportion un peu plus forte de phosphates que le tartre des incisives.

Les carbonates existent en même proportion dans les deux tartres ; cependant le dépôt qui se fait sur les incisives parait en contenir quelques centièmes de plus que celui qui se fait sur les molaires.

Ce phénomène tient au peu de stabilité des carbonates en présence des acides. Les produits de la fermentation, tels que l'acide lactique, butyrique, etc., déplacent l'acide carbonique du carbonate de chaux déposé sur les molaires.

Dans la 2e analyse, le phosphate de chaux s'est montré en moins grande quantité dans le phosphate des molaires.

Le phosphate de fer se trouve constamment dans le tartre ainsi que la silice.

Le phosphate de fer domine toujours dans le tartre des molaires, il en est de même pour la silice.

THEORIES DIVERSES SUR LA FORMATION DU TARTRE.

Les auteurs qui ont fait des théories sur le tartre regardent tous la salive seule comme la source de ce dépôt, mais chacun d'eux donne une explication différente sur son mode de formation.

Fourcroy (1) s'exprime ainsi : La salive et les autres sucs de

(1) Fourcroy, *Système des connaissances chimiques*, tome 9, p. 368.

la bouche qui baignent les dents, qui séjournent entre celles-ci et les gencives, y déposent peu à peu, par une véritable cristallisation, les molécules de leurs sels terreux, et ce n'est point au résidu des aliments, comme on le croit, qu'il faut attribuer le tartre dentaire.

Cette explication nous paraît assez vague. Elle ne dit rien sur les causes qui amènent la cristallisation des sels terreux. Et puis, pour nous, ainsi que nous espérons le démontrer ailleurs, les aliments jouent un rôle dans l'apparition originaire de cet amas concret sur les dents.

Tidman et Gmelin (1) avancent l'opinion suivante : Le tartre est dû à l'évaporation du liquide alcalin de la salive, à la suite de laquelle il se dépose sur les dents des membranes muqueuses insolubles ; elles couvrent ces ostéides d'un mucus jaune ou jaune verdâtre qui se décompose peu à peu en laissant des phosphates insolubles. Si, par ce mot de mucus, s'entend mucosités ou mucosités coagulées, c'est-à-dire le produit de l'exsudation de l'épihélium qui tapisse la bouche devenu solide, nous ferons observer que la quantité de matières inorganiques contenue dans le mucus étant extrêmement minime, le mucus ne saurait suffire à former les masses tartareuses.

Si au contraire ces membranes muqueuses veulent dire dépôt des substances albuminoïdes des sécrétions buccales, cette théorie sera plus vraisemblable.

M. Serre (2) soutient que le tartre est un produit sécrété par des glandes dentaires, et que la salive n'entre pour rien dans sa formation.

Or, les anatomistes s'accordent tous à nier l'existence de ces glandules *tartariques*.

M. Cl. Bernard (3) donne en ces termes l'explication du dépôt tartareux : « La formation du tartre des dents proviendrait à la suite du déchaussement des gencives ramollies par des fragments

(1) Berzélius (traduction), *Chimie organique*, tome 7, p. 163.

(2) A. Serre, *Essai sur l'anatomie et la physiologie des dents*, p. 28, 1817.

(3) Cl. Bernard, *loc. cit.*, tome 2, p. 134.

alimentaires pendant l'acte de la mastication. On pourrait citer à l'appui de cette opinion que les dents de la mâchoire inférieure qui se déchaussent plus facilement dans l'acte de la mastication sont celles qui se trouvent souvent garnies de tartre en plus grande proportion. Dans cette dernière opinion les phosphates terreux qui entrent dans la composition du tartre des dents ne seraient pas empruntés à la salive, mais seraient une sécrétion anormale du périoste alvéolo-dentaire, comme cela a lieu dans le périostite des os. Les molécules de carbonate de chaux, les cellules épithéliales, les globules hyoïdes proviendraient au contraire des fluides salivaires où nous avons signalé leur présence. »

La théorie du plus célèbre physiologiste de notre époque ne nous paraît guère plus heureuse que celle de M. Serre.

Les raisons suivantes sont péremptoires.

Il est reconnu que le périoste alvéolo-dentaire n'a aucune fonction sécrétoire; de plus, après la chûte des dents, lorsque les gencives recouvrent les arcades alvéolo-dentaires complétement, il apparaît un dépôt de tartre sur la face supérieure des appareils de prothèse.

Enfin M. Magitot a écrit que le tartre résulte d'un dépôt par précipitation des phosphates et carbonates terreux tenus en dissolution dans la salive à la faveur de la matière organique avec laquelle ils sont combinés. A leur arrivée dans la cavité buccale, les principes se dédoublant au contact de l'air et de la muqueuse, les sels insolubles dans l'eau se précipitent et se déposent à la surface des dents.

Evidemment ce phénomène de la salive a lieu : mais ce fluide a-t-il à lui seul la propriété de former le dépôt tartareux?

Telle n'est point notre opinion; il nous semble probable que le dépôt gengivo-dentaire joue un rôle aussi important que les fluides salivaires dans la formation du tartre.

Développons notre manière de voir.

Comme nous l'avons exposé précédemment, le dépôt gengivo-dentaire est constitué : par des débris d'aliments (surtout de substances molles, pain où pâtes renfermant du fer, de la silice et de grandes quantité de phosphate), et des substances albuminoïdes provenant des sécrétions buccales. — Quant aux parasites, ils ne s'y trouvent que consécutivement.

Or, puisque cet amas est constitué par des substances d'origine animale ou végétale, il entrera en putréfaction ou en fermentation, s'il se trouve dans les conditions voulues, c'est-à-dire si le dépôt gengivo-dentaire possède :

1° Un certain degré d'humidité.

2° Une température variable de 20° à 40°.

3° Le contact de l'air.

4° Des ferments.

Parmi ces conditions, les trois premières sont assez évidentes dans la bouche ; aussi est-il inutile d'y insister.

Quant à la quatrième, elle est aussi manifeste que les précédentes. Sans nous préoccuper de savoir si le leptothrix est issu de la fermentation ou s'il la provoque en exerçant une action organique sur ce milieu azoté, il nous semble clair que les ferments sont bien nettement représentés par la diastase animale ou végétale, par la ptyaline et par les matières azotées altérées, enlevées aux induits muqueux des diverses régions de la bouche.

Ainsi il n'y a pas de doute que le dépôt gengivo-dentaire est un foyer de putréfaction ou de fermentation, et, comme confirmation de ce phénomène, citons ces bactéries (*vibrio-lineola, bacillus, bacterium termo*), appartenant toutes au type vibrion-ferment que M. Pasteur (1) fait présider à la décomposition des êtres.

Or, la fermentation a pour effet de dédoubler les matières animales et végétales en une série de composés gazeux, liquides et solides, solubles ou insolubles.

Ainsi l'acide lactique, butyrique, carbonique, l'ammoniaque et les autres produits solubles des matières organisées, en voie de décomposition, se mêleront à la salive; tandis que les sels insolubles, phosphate de chaux, de fer et de magnésie, et la silice et l'oxyde de fer se précipiteront et formeront un résidu capable de devenir très-dur; cet amas entrera dans la composition du tartre.

(1) Pasteur, *Recherches sur la putréfication*, Comptes-rendus de l'Académie des sciences, tome 56, p. 1189 (1863).

A ce résidu des substances alimentaires il faut encore ajouter les résidus analogues provenant des altérations que subissent les sécrétions de la cavité buccale.

A chaque afflux de salive, le phosphate de soude qu'elle contient dissous en présence avec de l'oxyde de fer provenant des aliments, donnera lieu à du phosphate de fer qui est une base insoluble.

En outre, une partie de la salive séjournera dans le limon des culs-de-sac gengivo-dentaire et des interstices des dents; elle s'altérera, ses matières organiques se coaguleront, elles se décomposeront après avoir précipité les sels qu'elles tenaient dissous dans la salive. Ces substances minérales abandonnées par la salive et celles fournies par les aliments constituent le tartre dentaire.

Comment se fait le dépôt de tartre. Il a deux siéges d'élection.

Le dépôt de tartre se fait peu à peu, et lentement, sous forme de cristaux mal définis et de poussière amorphe. Il s'attache aux dents et il s'y incruste pour ainsi dire, se comportant vis à vis de l'émail comme les sels de chaux tenus en dissolution dans l'eau vis à vis des parois du vase qui les renferme.

D'après M. Gubler (1), ce phénomène lithiasique est accéléré par le leptothrix. L'algue filiforme de la bouche exerce une attraction sur les sels terreux, ses filaments s'incrustent de sels calcaires, et, en outre, dans leurs mailles ils retiennent une partie de ce résidu solide.

De sorte que, commé nous l'avons déjà dit, le leptothrix forme la trame du tartre.

Quoi qu'il en soit, le tartre se fixe dans les interstices dentaires en même temps qu'il se rassemble dans le cul-de-sac gengivo-dentaire. Son dépôt présente d'abord l'aspect d'un croissant ou d'une lunule qui doit servir de base à l'accumulation de précipité phosphato-calcaire qui se forme continuellement.

(1) Gubler, *Dict. encyclop. des sciences méd.*, article *bouche* (*semeiologie*).

C'est ce croissant qui enflamme les gencives en agissant sur elles comme un corps étranger. Il les ramollit jusqu'à les rendre fongueuses et saignantes ; par suite, les replis semi-lunaires gengivaux devenus lâches, laissent pénétrer la salive en voie d'altération dans les alvéoles, entre le périoste alvéolo-dentaire et les racines de la dent, où elle va déposer ses principes salins insolubles. Quelquefois ils s'y entassent peu à peu et changent la position normale de la dent.

Ces ostéides peuvent être, en effet, inclinés à droite ou à gauche (fig. 3 dent *a*); car, l'inflammation des gencives peut gagner le périoste, les bords alvéolaires eux-mêmes, y provoquer une ostéite partielle qui, détruisant une partie de la gaine osseuse de la racine de la dent, ébranle celle-ci et lui fait perdre sa direction habituelle.

Nous avons dit qu'à la loupe on distinguait dans un morceau de tartre plusieurs couches successives. Nous pensons qu'elles tiennent à un état passager de la salive, en vertu duquel elle serait plus alcaline, et par suite elle déposerait un résidu abondant dans un temps assez court, ou bien à l'apparition d'une grande quantité de leptothrix, qui, s'incrustant en masse, forment un sédiment uniforme et épais.

Quoi qu'il en soit, ces couches successives ont pour base le croissant qui a comblé le cul-de-sac gengivo-dentaire; elles se déposent sur lui en devenant de plus en plus larges à proportion que le dépôt de tartre augmente de volume, et elles s'étendent de la couronne de la dent jusqu'aux gencives qu'elles finissent par recouvrir.

Il arrive quelquefois que le tartre s'attache à une dent, simulant une végétation blanche. Ce genre de dépôt, à première vue, peut être pris pour un odontôme circonscrit ; le grattage de cette saillie éclairera bien vite le diagnostic (1).

Outre ces causes physiologiques et pathologiques, le dépôt de tartre est soumis à des causes mécaniques.

Le tartre se dépose uniformément par suite de la viscosité des dents ; mais il ne reste que dans les points où les frottements

(1) Broca, *Traité des tumeurs*, t. 2.

soit de la langue ou des corps solides introduits dans la bouche ne le balayent pas à proportion qu'il se forme.

Ainsi, il recouvre habituellement les dents cariées, celles-ci n'étant point utilisées dans la mastication. Le tartre peut quelquefois combler le creux créé par la carie et former comme un mastic très-dur, incrusté sur les débris de la couronne qui sert à broyer les aliments.

C'est aussi au frottement qu'il faut attribuer les deux siéges que le dépôt de tartre semble affecter.. On a remarqué, en effet, que le dépôt pierreux était toujours plus épais à la mâchoire inférieure derrière les incisives, et à la mâchoire supérieure sur la surface externe des grosses molaires. Nous donnerons pour explication de ce fait :

1° Pour les incisives, leur situation anatomique ; elles sont immédiatement placées à l'embouchure des canaux de Wharton et de Rivinus; elles sont mouillées par les salives visqueuses de la sous-maxillaire et de la sublinguale; elles retiendront nécessairement une partie des matières minérales de ces salives, et de plus une grande quantité de débris d'aliments. En outre, tous les fluides buccaux, par l'action de la pesanteur, se dirigent vers la ligne médiane et séjournent sur les incisives inférieures.

Enfin, aucun frottement défavorable au dépôt n'a lieu sur les incisives; au contraire, la langue, en prenant son point d'appui sur la face postérieure des incisives, surtout dans l'acte de la déglutition, entasse les dépôts formés.

Pour ce qui concerne les molaires :

1° Le frottement des joues exercé sur ces dents est nul; 2° elles se trouvent situées à l'orifice du canal de Sténon qui verse sur elles constamment le liquide sécrété par la parotide; 3° l'influence de la gouttière supérieure du vestibule de la bouche. En effet, cette gouttière est large et, après chaque repas, elle recèle une certaine quantité d'aliments. Ces aliments retenus entrent en décompositition, surtout pendant le sommeil ; leurs résidus, avec une partie des substances altérées, tendent à descendre vers les molaires, et ils y sont retenus par la viscosité de ces dents et les leptothrix qui se sont développés sur elles. Ajoutons à cela les produits de la salive parotidienne, s'altérant sous l'influence des détritus alimentaires en fermentation; au moment où elle arrive sur l'interstice de la première et deuxième grosse molaire, elle jouit de toutes ces qualités physiologiques et chimiques, par conséquent elle doit laisser un précipité plus abondant de sels à ce niveau.

Certains troubles des voies digestives paraissent augmenter le dépôt tartreux.

M. Cl. Bernard rapporte dans ses leçons de physiologie le fait suivant :

« Chez les chiens qui n'ont pas les dents tartreuses, à l'état normal, un dépôt de cette nature, plus ou moins abondant, se formait lorsqu'on venait à opérer un dérangement des voies digestives, en laissant par exemple une fistule gastrique bouchée incomplétement pendant quelque temps, et cette production de tartre s'arrêtait et disparaissait quand cessait l'irritation des voies digestives et celle de la muqueuse buccale par la suppression de la cause qui l'avait produite. »

Le tartre est rare chez les enfants bien portants : il se trouve surtout en grande quantité chez les vieillards.

Chez les sujets atteints d'hémiplégie faciale, un côté des parois buccales restant dans l'inaction, il arrive souvent qu'il se forme, du côté malade, des dépôts de tartre pouvant être très-abondants.

Les causes qui influent sur la quantité du dépôt de tartre peuvent tenir à l'alcalinité de la salive et à son acidité.

Il est clair que plus la salive sera alcaline, c'est-à-dire plus elle contiendra de principes salins en dissolution, plus le dépôt pierreux sera abondant.

Mais si la salive mixte passe facilement à l'état acide, une partie du tartre sera dissous, et par suite le dépôt diminué. En effet, la chimie nous apprend que les phosphates sont en partie solubles dans l'eau contenant de l'acide lactique ou de l'acide carbonique, que les carbonates sont très-peu stables, que les acides acétique, lactique, les dédoublent facilement pour s'emparer de leur base.

A la suite des dépôts de tartre, il se forme des ulcérations sur les muqueuses des lèvres, des joues ou de la langue. M. Gubler a observé sur les saturnins que les macules de la face muqueuse des lèvres et des joues correspondent aux saillies formées par le tartre dentaire et qu'elles sont proportionnelles aux rugosités de cette couche adventice (1). Les aspérités du tartre, dit-il, erodent l'enveloppe épithéliale et insinuent à chaque instant dans la superficie du tissu muqueux quelques parcelles métalliques comme fait l'aiguille dans le tatouage.

La conséquence la plus fâcheuse et la plus ordinaire du dépôt de tartre est l'ébranlement des dents et leur chute. Il suffit, pour éviter tous ces désordres, de nettoyer la bouche, de se brosser les dents au moins une fois par jour.

CONCRÉTION DU TARTRE.

Le tartre peut quelquefois former des masses pierreuses et dures pouvant atteindre le volume d'un œuf et constituant de véritables concrétions.

Ces concrétions occupent presque toujours les siéges de prédilection dont nous avons parlé plus haut, c'est-à-dire la face postérieure des incisives et la face externe des molaires supérieures. On les rencontre surtout chez les vieillards n'ayant aucun soin de leur bouche. Ce défaut de propreté amène, avec le temps, ces dépôts de tartre considérables.

M. Magitot les attribue à un état particulier de la salive en vertu duquel ce fluide contiendrait des phosphates et des carbonates de chaux en quantité dépassant le degré de saturation de la salive par ces sels.

Ce cas pathologique peut, en effet, exister, témoin l'observation rapportée par Sabatier (2). Cet anatomiste raconte qu'il fut appelé près d'une jeune fille de quinze à seize ans. Elle avait les dents renfermées sous une croute pierreuse qui les unissait, et

(1) Gubler, *Dictionnaire encyclopédique*, loc. cit.

(2) Sabatier, *Traité d'Anatomie*, t. 1, p. 71, 1865.

les gencives scorbutiques sur la mâchoire supérieure et inférieure avaient été repoussées, de sorte que les organes masticateurs étaient presque entièrement déchaussés. L'ablation du tartre amena la guérison des gencives.

A propos de ce cas de dépôt de tartre, aussi rare qu'intéressant, Sabatier fait remarquer que la denture de Pyrrhus, roi d'Épire, et de Prusias, roi de Bythinie, constituée par une seule dent d'après les narrations de Plutarque, Valère-Maxime, Pline, pouvait bien tenir à un état pathologique analogue au cas de la jeune fille. Pour Geoffroi Saint-Hilaire (1), le fait raconté par les auteurs anciens est très-plausible, ce naturaliste explique la soudure de toutes les dents par l'évolution des follicules dentaires, placés très-près les uns des autres au moment de leur apparition dans les maxillaires.

Un cas pouvant être attribué, lui aussi, à un état morbide de la salive, est celui dont parle Bermore (2) dans son ouvrage. Il a vu une personne chez qui le tartre s'amassait avec une rapidité telle que, quoiqu'elle se frottât les dents avec une brosse, elle ne pouvait les empêcher d'être entourées de fortes incrustations au bout de six mois.

Il est un autre cas de concrétion très-volumineuse, enlevée par Bassuel, que Fauchard décrit dans son livre du *Chirurgien dentiste* (3), en donnant une planche représentant la pièce anatomique vue sur plusieurs faces ; il s'exprime ainsi :

1re *Obs.* « Ce corps étranger, enlevé sur une femme fort âgée, est presque du volume d'un œuf de jeune poule. Il est convexe, assez arrondi par ses parties supérieures, à quelques éminences près, concave, raboteux et très-régulier par ses parties inférieures. L'endroit de ce corps sur lequel les dents opposées appuyaient est un peu concave et enfoncé ; il a sa surface assez polie. La partie de ce corps qui touchait la langue est unie et égale ; celle qui touchait la peau de la bouche, du côté du muscle masséter et de l'apo-

(1) Geoffroy-Saint-Hilaire, *Système dentaire des mammifères et des oiseaux*, 1824.

(2) Bermore, *Treatise on the disorders and deformities of the test and gum-long*, 1770.

(3) Fauchard, le *Chirurgien-dentiste*, t. 1, pl. 2, 1786.

physe coronoïde, est un peu enfoncée, cependant assez unie, S'étant figurée ainsi par la pression des parties, la surface tournée du côté de la joue est la plus saillante, la plus convexe, la plus raboteuse et la plus arrondie.

La dent a suivi ce corps pierreux ; des racines restant entièrement à découvert, le corps de la dent est enchâssé et caché dans cette substance pierreuse à laquelle il est intimement uni et fortement attaché. Cette matière tartareuse s'était étendue sur les gencives, tant antérieurement que postérieurement. Ce corps étranger est actuellement du poids de sept gros. Sans doute il pesait davantage lorsque ce chirurgien l'ôta de la bouche de cette femme, la matière ayant dû se dessécher depuis ce temps-là,

Ce corps, avant que d'être ôté, faisait paraître la joue tuméfiée par sa pression. On aurait cru, à voir cette joue, qu'elle était attaquée d'une tumeur humorale d'un volume considérable. Ce corps empêchait encore que les dents de la mâchoire supérieure et celles de l'inférieure ne s'approchassent les unes des autres par leurs couronnes. »

2e *obs.* — M. Broca a extrait une concrétion de tartre se rapprochant beaucoup de celle décrite par Fauchard. La fig. 1 en représente le tiers, grandeur naturelle.

Une femme d'environ 60 ans entra en décembre 1868 à la Pitié, pour une grosseur qui la gênait beaucoup. D'après cette femme, il y avait trois ans qu'elle s'était aperçue de cette tumeur. Depuis cette époque, elle avait augmenté de plus en plus et elle avait le volume d'un œuf de pigeon.

Cette masse était logée dans la gouttière supérieure du vestibule. Elle était branlante; elle adhérait fortement aux deux grosses molaires de la mâchoire supérieure. Les doigts du savant et habile praticien ne purent la détacher; c'est avec un davier que l'ablation eut lieu. La concrétion fut brisée dans l'opération en trois fragments. — M. Broca constata que le périoste alvéolo-dentaire n'était point le siége de dépôt du tartre.

Cette masse pierreuse est convexe par son côté externe; cette surface est rugueuse dans sa plus grande étendue; on y voit des reliefs et des creux identiques à ceux qui existent sur les stalactites.

Le cinquième supérieur environ de cette surface est uni.

Des deux dents, l'une est cariée au niveau du collet, l'autre est un peu déviée en dehors.

D'après une analyse de la substance tartareuse faite par M. Broca à la Pitié, elle contiendrait 60 p. 100 de phosphate de chaux.

La concrétion représentée figure 2, donnée à M. Broca par M. Farabeuf, aide d'anatomie, a été trouvée sur le cadavre d'une vieille femme. Elle offre une surface inégale, bosselée, présentant des racines serpigineuses. La surface interne adhérait par sa portion inférieure aux couronnes des deux grosses molaires et de la dent de sagesse; l'autre partie, adossée à la gencive, était raboteuse et granuleuse. Cette concrétion, placée sur le maxillaire supérieur, s'étendait depuis la première grosse molaire jusqu'à la branche montante du maxillaire supérieur d'un côté et l'arcade zigomatique de l'autre. Ce sont ces deux plans osseux qui lui ont donné cette terminaison anguleuse à son côté postérieur et supérieur, tandis que le muscle masseter aplatissait cette région de la concrétion.

En résumé on voit que, dans ces deux pièces, le tartre n'adhère qu'à la face externe de la couronne de la mâchoire supérieure, que c'est évidemment en ce point que ce dépôt a commencé; plus tard, par l'accumulation de cette substance il s'est formé une tumeur qui s'est développée en dehors, et de bas en haut, dans l'espace libre qui se trouve entre la joue et la mâchoire supérieure.

Obs. 4 (fig. 3). — La concrétion figurée n° 4 est représentée grandeur naturelle; elle a été recueillie en morceaux par le docteur Magitot. Elle était portée par une vieille femme âgée de soixante-dix ans environ; elle était très-mobile et elle céda sous l'effort des doigts du praticien.

Son épaisseur est d'un centimètre et demi environ. Dans cette masse sont contenues trois dents : une incisive (*c*), dont deux millimètres au plus sont visibles, une canine (*b*), et une première petite molaire (*a*).

Les faces supérieures et antérieures sont assez unies. Sur la face supérieure et antérieure il existe quelques petites anfractuosités et surtout un sillon ou plutôt une dépression formée par la lèvre.

La face inférieure est très-irrégulière; on y voit les deux racines des dents (*a* et *b*), qui sont lisses et dépourvues de dépôt phospho-calcaire.

La face postérieure est inclinée de haut en bas, d'arrière en avant.

Le tartre affecte toujours cette disposition à la partie postérieure des incisives, ainsi qu'on peut le voir sur une incisive (fig. 4) presque totalement englobée dans le dépôt tartareux. Elle doit être attribuée à la pression continuelle de la langue qui tasse les matières minérales à proportion qu'elles se précipitent.

Enfin Maury (1) rapporte un cas où six dents avaient disparu sous une couche pierreuse.

Ces concrétions se rencontrent surtout chez les vieillards qui n'ont aucun soin de la bouche; rarement elles viennent à troubler les fonctions du fluide des glandes salivaires.

Ces agglomérations de tartre amènent rarement des accidents graves. Cependant Duval (2) cite un cas de gangrène des gencives et par suite une carie du maxillaire survenue par l'action irritante d'une masse tartareuse.

Habituellement il y a de la gingivite, des ulcérations à leur niveau, de la gêne apportée dans les fonctions des maxillaires, les dents se déchaussent et tombent; mais toujours l'émail de la dent ou son ciment sont conservés intacts sous la couche phospho-calcaire. Elle formerait sur ces ostéides une enveloppe protectrice contre l'action des agents qui attaquent et détruisent l'émail et l'ivoire.

En terminant, citons un exemple rapporté par Geraudi, qui nous paraît exagéré. D'après l'auteur, il s'était formé chez un individu une masse de tartre si considérable qu'elle empêchait le mouvement de la mâchoire inférieure?

(1) Maury, *Art du dentiste*, 1845.

(2) Gerauldi, *Art de conserver les dents*.

CONCLUSIONS.

1° Le tartre résulte de l'altération de la salive et du dépôt gingivo-dentaire, soit que celui-ci se décompose, soit qu'il hâte la fermentation salivaire.

2° Le dépôt de tartre se fait uniformement sur chaque dent; mais il existe deux points de la bouche où ce dépôt peut être assez prononcé pour constituer des concrétions de tartre plus ou moins volumineuses. Le siége d'élection de ces concrétions doit être attribué à des causes mécaniques.

3° Outre les phosphates terreux et le carbonate de chaux trouvés dans le tartre par Berzelius, Vauquelin, Bibra, etc., le tartre renferme du phosphate de fer et de la silice.

4° Ce phosphate de fer et la silice existent en plus grande quantité dans le tartre des molaires.

5° La proportion plus forte de silice dans le tartre des molaires s'explique par la présence de la silice dans la salive parotidienne où Mittscherlisch a découvert cette substance minérale.

6° Dans les premières analyses, le phosphate de chaux a dominé dans le tartre des molaires, tandis que dans les deuxièmes le contraire a eu lieu. Dans ces dernières, le phosphate de chaux se trouvait en même quantité que dans un calcul du canal de Sténon.

La somme des phosphates a varié dans les premières et

deuxièmes analyses; mais chaque fois elle a été plus grande dans le tartre des molaires.

Le carbonate de chaux paraît être contenu en proportion un peu plus élevée dans le tartre des incisives que dans celui des molaires. D'après la première analyse, il y avait 0,02; dans la deuxième, 1,12 en plus dans le tartre des incisives.

Le résultat de nos analyses diffère de celui obtenu par M. Magitot. Il est opposé à celui obtenu par M. Magitot.

La magnésie existe en quantité insignifiante dans le tartre.

La composition du tartre varie avec les sujets.

Il y a toujours une différence de composition entre le tartre des molaires et celui des incisives.

EXPLICATION DE LA PLANCHE.

Fig. 1. — Le tiers de la concrétion de tartre enlevée par M. Broca. Vue grandeur naturelle et dans sa position normale.

Fig. 2. — Le pointillé représente l'étendue de la concrétion : 1° première grosse molaire; 2° deuxième grosse molaire; 3° dent de sagesse.

Fig. 3. — Masse de tartre enlevée par M. Magitot. *a*, première petite molaire; *b*, canine; *c*, incisive.

Fig. 4. — Incisive recouverte de tartre; sur la face postérieure, on voit la disposition inclinée de haut en bas et d'avant en arrière que prend l'accumulation du tartre dans cette région de la bouche. (Magitot.)

Fig. 5. — Morceau de tartre dentaire ayant macéré dans l'acide chlorhydrique.

a. Substance finement grenue et amorphe formant la gangue du tartre dentaire.

b. Leptothrix constituant la trame du tartre dentaire. (Grossissement = 740 diamètres.)

Imprimé par Charles Noblet, rue Soufflot, 18.

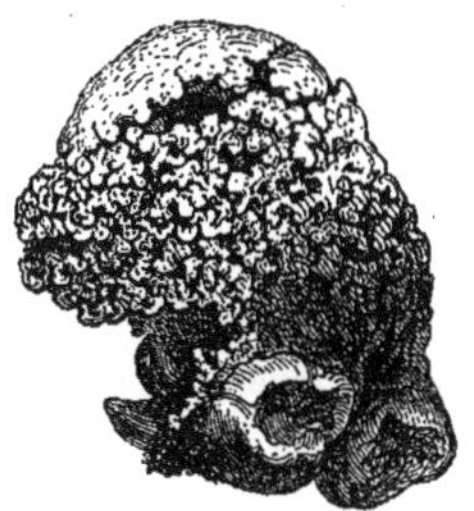

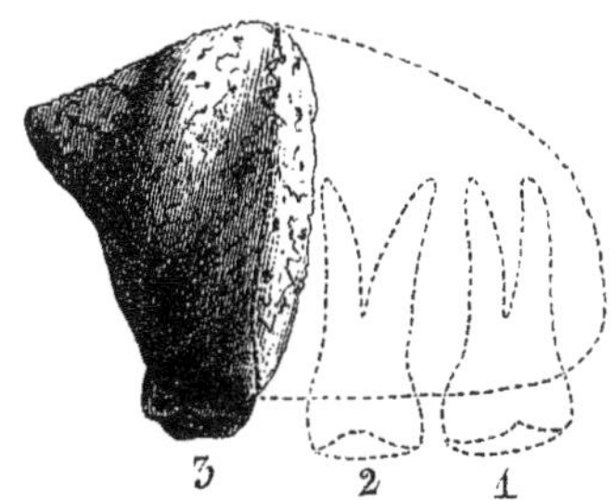

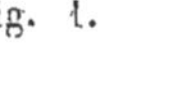

Fig. 1.

Fig. 2.

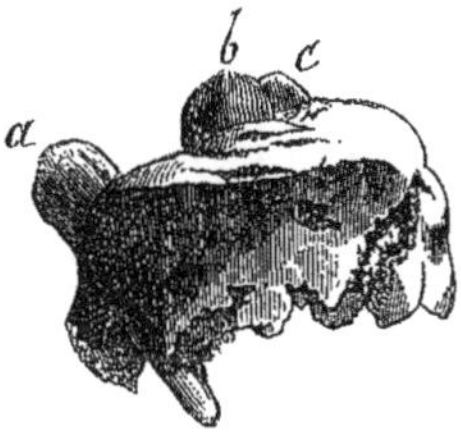

Fig. 3.

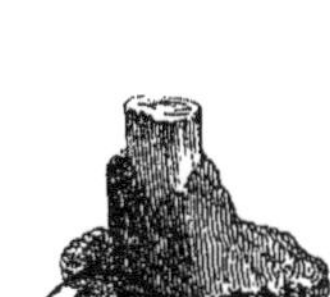

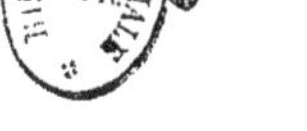

Fig. 4.

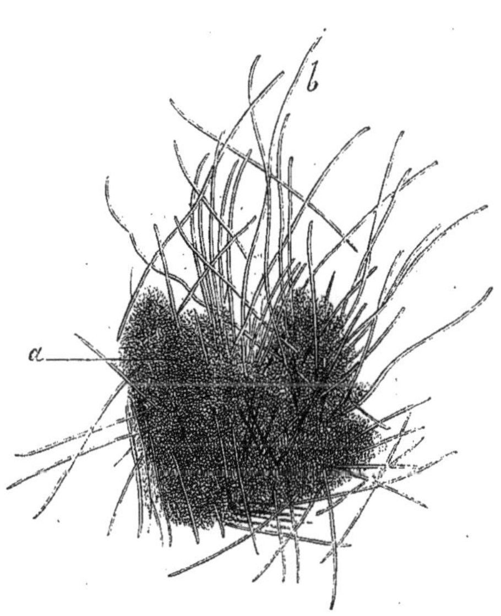

Fig. 5.

ON TROUVE A LA MÊME LIBRAIRIE

ANGER. Nouveaux éléments d'anatomie chirurgicale, par Benjamin Anger, chirurgien des hôpitaux, ex-prosecteur de l'amphithéâtre des hôpitaux de Paris, lauréat de l'Institut (Académie des sciences). Paris, 1869, ouvrage complet, 1 vol. in-8 de 1055 pages, avec 1079 figures et Atlas in-4 de 12 planches dessinées d'après nature, gravées sur acier et imprimées en couleur, et représentant les régions de la tête, du cou, de la poitrine, de l'abdomen, de la fosse iliaque interne, du périnée et du bassin, avec texte explicatif, cartonné. . . . . 40 fr.

— *Séparément*, le texte, 1 vol. in-18 . . . . 20 fr.

— *Séparément*, l'atlas, 1 vol. in-4. . . . . 25 fr.

BEAUNIS et BOUCHARD. Nouveaux éléments d'anatomie descriptive et d'embryologie, par H. Beaunis et H. Bouchard, professeurs agrégés à la Faculté de médecine de Strasbourg, médecins-majors, répétiteurs à l'École de médecine militaire à Strasbourg. Paris, 1868, 1 vol. grand in-8 de XVI-1050 pages avec 404 figures dessinées d'après nature, cartonné. . . . . 18 fr.

BLANDIN. Anatomie du système dentaire, considérée dans l'homme et les animaux. Paris, 1836, in-8 avec une planche. 2 fr. 50

GAUJOT (G.) et SPILLMANN (E.). Arsenal de la chirurgie contemporaine, description, mode d'emploi et appréciation des appareils et instruments en usage pour le diagnostic et le traitement des maladies chirurgicales, l'orthopédie, la prothèse, les opérations simples, générales, spéciales et obstétricales, par G. Gaujot et G. Spillmann, médecins-majors, professeurs agrégés à l'École impériale de médecine militaire (Val-de-Grâce). Paris, 1867-70, 2 vol. in-8 de 800 pages, avec 800 figures.

En vente : Tome Ier, par Gaujot, 1867, 1 vol. in-8 de XXVI-772 p. avec 410 fig. 12 fr.

Sous presse : Tome II, par E. Spillmann

MAGITOT (E.). Traité de la carie dentaire, recherches expérimentales et thérapeutiques. Paris, 1867, 1 vol. in-8 de 228 pages avec 2 planches, 10 figures et 1 carte. . . . . 5 fr.

OUDET (J.-). Recherches anatomiques, physiologiques et microscopiques sur les dents et sur leurs maladies, comprenant : 1° mémoire sur l'altération des dents désignée sous le nom de *carie;* 2° sur l'odontogénie; 4° sur les dents à couronne; 4° de l'accroissement continu des incisives chez les rongeurs, et de leur reproduction. Paris, 1862, in-8, avec 1 planche. . . . . 4 fr.

OWEN (R.). Odontography, or a treatise on the comparative anatomy of the Teeth : their physiological relations, mode of developpement and microscopic structure in the Vertebrate animals. Ouvrage complet. London, 1840-45, 2 vol. grand in-8, avec 168 pl. (150 fr.) . . . . 75 fr.

PIESSE. Des odeurs, des parfums et des cosmétiques, histoire naturelle, composition chimique, préparation, recettes, industrie, effets physiologiques et hygiène des poudres, vinaigres, dentifrices, pommades, fards, savons, eaux aromatiques, essences, infusions, teintures, alcoolats, sachets, etc., par S. Piesse, chimiste-parfumeur à Londres, édition française publiée avec le consentement et le concours de l'auteur, par O. Reveil, professeur agrégé à l'École de pharmacie. Paris, 1865, in-18 jésus de 527 pages, avec 86 figures. . . . . 7 fr.

RACLE. Traité de diagnostic médical, guide clinique pour l'étude des signes caractéristiques des maladies, contenant un Précis des procédés physiques et chimiques d'exploration clinique, par V.-A. Racle, médecin des hôpitaux, professeur agrégé à la Faculté de médecine de Paris. *Quatrième édition*, présentant l'Exposé des travaux les plus récents, par le docteur Blachez, médecin des hôpitaux, professeur agrégé à la Faculté. Paris, 1868, 1 vol. in-18 de XII-766 pages, avec 64 figures. . . . . . . 6 fr.

ROBIN (Ch.). Leçons sur les humeurs normales et morbides du corps de l'homme, professées à la Faculté de médecine de Paris. Paris, 1867, 1 vol. in-8 de LXVIII-848 pages, avec 24 figures. . . . . 14 fr.

ROBIN (Ch.) et VERDEIL. Traité de chimie anatomique et physiologique, normale et pathologique, ou Des principes immédiats normaux et morbides qui constituent le corps de l'homme et des mammifères, par Ch. Robin, docteur en médecine et docteur ès sciences, professeur à la Faculté de Médecine de Paris, et F. Verdeil. Paris, 1853, 3 forts vol. in-8, accompagnés d'un atlas de 45 planches dessinées d'après nature, gravées, en partie coloriées. . . . . 36 fr.

Imprimé par Ch. Noblet, rue Soufflot, 18.

www.ingramcontent.com/pod-product-compliance
Ingram Content Group UK Ltd.
Pitfield, Milton Keynes, MK11 3LW, UK
UKHW021506260726
13993UKWH00004B/1579